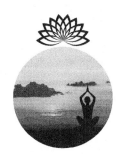

# Juste pour Vous

*Vous qui aimez beaucoup, passionnément, à la folie, le yoga et souhaitez tenir un journal de votre pratique, ce carnet a été spécialement conçu pour vous !*

*C'est le moyen idéal de consigner vos séances en notant vos postures, vos impressions, vos pensées, vos difficultés rencontrées, vos questions...*

*Vous vous souviendrez de ce que vous avez fait, de la direction donnée à la séance et son impact sur le reste de la journée et des jours suivants.*

*Ce compagnon idéal de votre pratique vous permettra de comprendre votre évolution, de rester motivé(e), et de grandir au fur et à mesure de vos séances de yoga.*

*Un véritable guide dans votre processus de transformation !*

*Place à la pratique,*

*Namasté !*

# Ce Carnet de Yoga

*Appartient à*

PRÉNOM / NOM

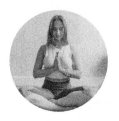

ADRESSE

MAIL

TÉLÉPHONE

SITE

RÉSEAUX SOCIAUX

J'AI COMMENCÉ CE CARNET LE :

IL M'A ÉTÉ OFFERT PAR :

# Ce Carnet Yoga

*contient*

## GUIDE POUR REMPLIR CE CARNET

Description & exemple

## VOUS & LE YOGA

Les raisons qui vous ont décidé.e à commencer le yoga
A relire d'urgence en cas de démotivation.

## LES POSTURES CLÉS

- 30 postures essentielles
- salutation au soleil
- salutation à la lune

## MON ANNÉE DE YOGA

Plannings mensuels : mois par mois, définir votre
pratique et planifier vos séances

## MES SÉANCES YOGA

Pour chaque séance yoga, 2 pages pour noter :
- votre humeur avant la séance
- l'intention de la séance
- la pratique (postures, enchaînement de postures,
respirations, mantras, mudras, …)
- la relaxation & méditation
- une partie libre (dessiner une posture, un
enchainement, une mudra ou noter toute réflexion
personnelle…)

# INHALE
## Exhale

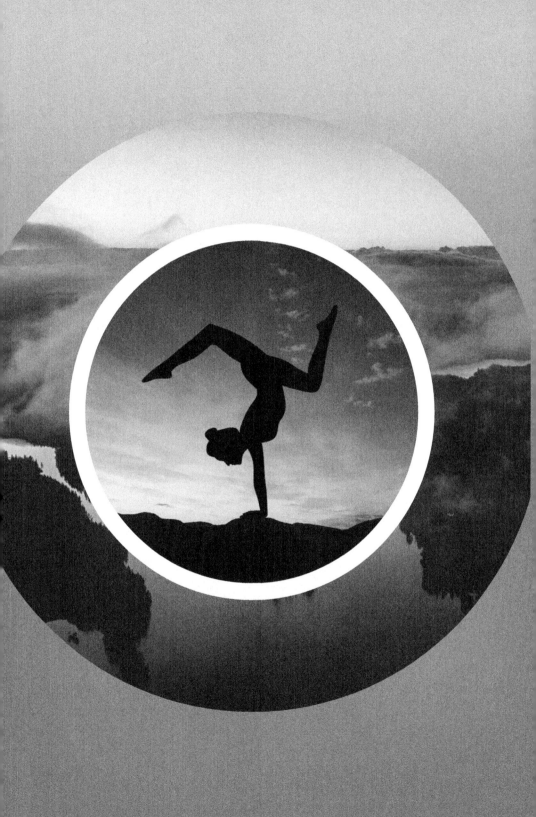

# Comment remplir ce journal ?

*2 pages sont dédiées pour chaque séance.*

## L'intention

*L'intention est une dédicace, un vœu, une résolution ou une attention particulière que nous développons pour créer un changement en nous-même ou dans notre manière d'interagir avec le monde.*

*Dans cette partie sera notée la direction donnée par le professeur pour la séance (par exemple patience, gratitude, joie, intuition, amour, pardon, conscience du moment présent, paix, ouverture, ...). Elle peut être influencée par les saisons, la lune, l'actualité, etc.*

## Les postures, respirations, mudras...

*Dans cette partie, sera décrit tout ou partie de votre pratique mais également votre ressenti par rapport à une posture ou une mudra, vous indiquerez si une pose vous a plu, déplu, pour quelles raisons, etc.*

## La relaxation & méditation

*Qu'avez-vous ressenti ? notez les images, les sensations, les idées, révélations ou même une musique que vous avez aimée.*

LA PARTIE DROITE EST LIBRE

*Vous pouvez dessiner une posture, un enchainement, une mudra ou parler plus en détail de ce que vous a apporté la séance.*

*Vous pouvez également utiliser cet espace pour y noter toute réflexion personnelle.*

*Pour aller plus loin dans les pratiques de bien-être, voici également des exemples et propositions pour vos notes :*

- *Les choses pour lesquelles vous êtes reconnaissant(e)*
- *Des citations inspirantes*
- *Des envies, des objectifs*
- *Les tisanes, huiles essentielles, compléments alimentaires, super aliments que vous prenez ou*
- *souhaitez prendre*
- *Les soins & massages que vous faites ou souhaitez programmer : soins énergétiques, hammam, ...*
- *Les lectures et écritures en cours ou à venir*
- *Vos repas & habitudes alimentaires*
- *Vos routines bien-être*
- *Vos notes personnelles : humeurs, sensations, idées et révélations*

Mal au bas du dos : pincement nerf sciatique
Apaisement, humeur plus calme

MES NOTES

2 intentions à la lune :

J'aimerais développer la confiance en moi dans la sphère
professionnelle pour ne plus me sentir déstabilisée
quand mes clients changent d'avis, ne confirment pas
leur RDV ou leur commande.

J'aimerais aussi développer ma créativité

DATE  *22 mai*  🕐  *18h*  📍 LIEU  *Paris*

MON HUMEUR AVANT LA SÉANCE

L'INTENTION DE LA SÉANCE

*Hommage à la lune*

LA PRATIQUE (POSTURES, ENCHAÎNEMENT DE POSTURES, RESPIRATIONS, MANTRAS, MUDRAS, ...)

*Salutations à lune*
*Equilibre : posture de la demi-lune difficile à tenir (avec brique)*
*Grand écart facial : toujours le bassin bloqué donc impossible*
*de baisser le dos droit jusqu'au sol.*

LA RELAXATION & MÉDITATION

*2 intentions à la lune (voir notes)*

# Rappelez-vous pourquoi vous avez commencé le yoga

*Était-ce pour une meilleure gestion du stress ?*
*Pour trouver un moyen de vous détendre, d'améliorer votre souplesse ?*
*Pour libérer votre esprit trop sollicité et retrouver un sommeil réparateur ?*
*Pour soulager un mal de dos récurrent ?*
*Cherchiez-vous une solution à des problèmes physiques ou psychiques ?*

Notez ici la ou les raisons qui vous ont décidé(e) à commencer le yoga et relisez-les lorsque vous sentez une baisse de motivation, d'énergie ou d'envie.

POURQUOI J'AI COMMENCÉ LE YOGA

_____

_____

_____

_____

_____

_____

ok, but first yoga!

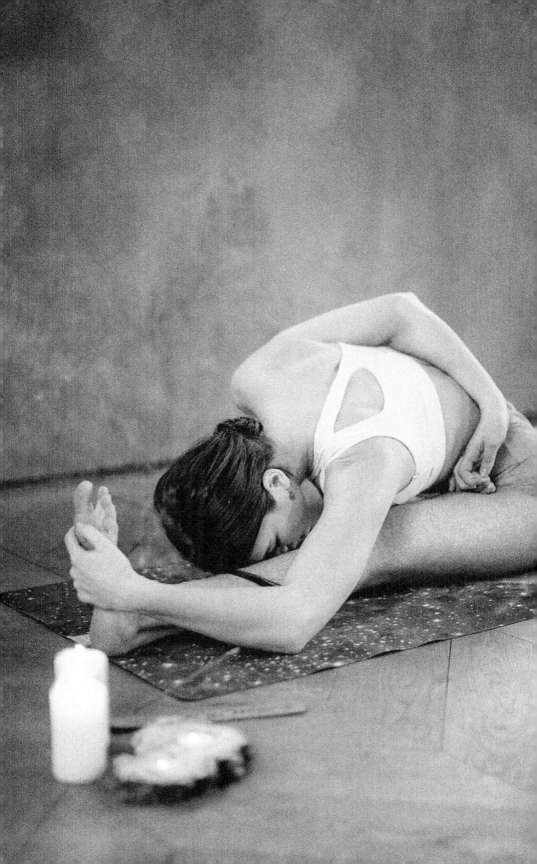

# 30 postures essentielles

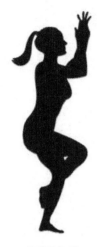

**AIGLE**
*GARUDASANA*

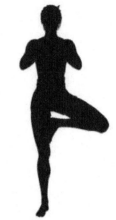

**ARBRE**
*VRIKSHASANA*

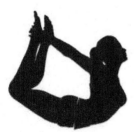

**ARC**
*DHANURASANA*

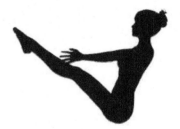

**BATEAU**
*NAVASANA*

# 30 postures essentielles

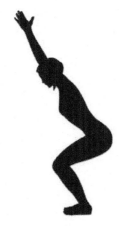

**CHAISE**
*UTKATASANA*

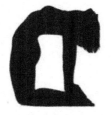

**CHAMEAU**
*USHTRASANA*

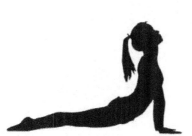

**COBRA**
*BHUJANGASANA*

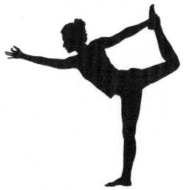

**DANSEUR**
*NATARAJASANA*

# 30 postures essentielles

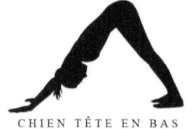

**CHIEN TÊTE EN BAS**
*ADHO MUKHA SHVANASANA*

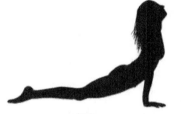

**CHIEN TÊTE EN HAUT**
*URDHVA MUKHA SHVANASANA*

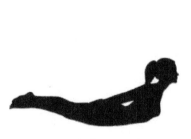

**SAUTERELLE**
*SHALABHASANA*

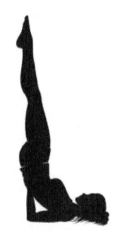

**CHANDELLE**
*ARDHA SARVANGASANA*

# 30 postures essentielles

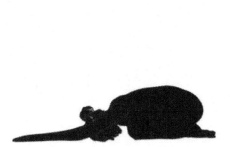

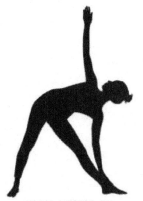

ENFANT
*GARBHASANA*

TRIANGLE
*PARSHVOTTANASANA*

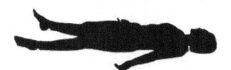

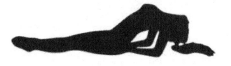

CADAVRE
*ŚAVASANA*

POISSON
*MATSYASANA*

# 30 postures essentielles

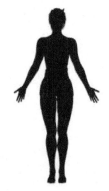

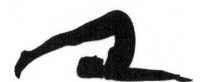

CHARRUE
*HALASANA*

MONTAGNE
*TADASANA*

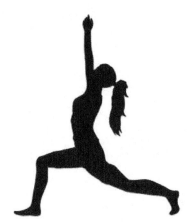

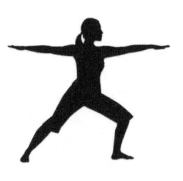

GUERRIER I
*VIRABHADRASANA*

GUERRIER II
*VIRABHADRASANA II*

# 30 postures essentielles

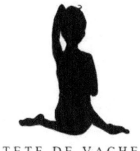

### TETE DE VACHE
*GOMUKHASANA*

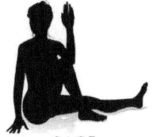

### SAGE
*MARICHYASANA*

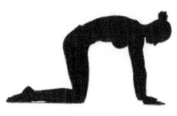

### CHAT
MARJARASANA

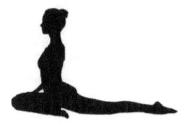

### PIGEON
*KAPOTASANA*

# 30 postures essentielles

PLAN INCLINÉ
*PURVOTTANASANA*

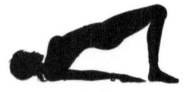

PONT
*SETU BANDHASANA*

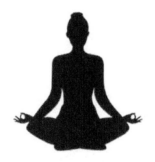

LOTUS
*PADMASANA*

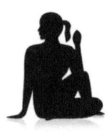

DEMI POSTURE DU
SEIGNEUR DES POISSONS
*ARDHA MATSYENDRASANA*

# 30 postures essentielles

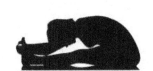

**PINCE**
*PASCHIMOTTANASANA*

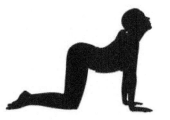

**VACHE**
*BITILASANA*

# Salutation au soleil

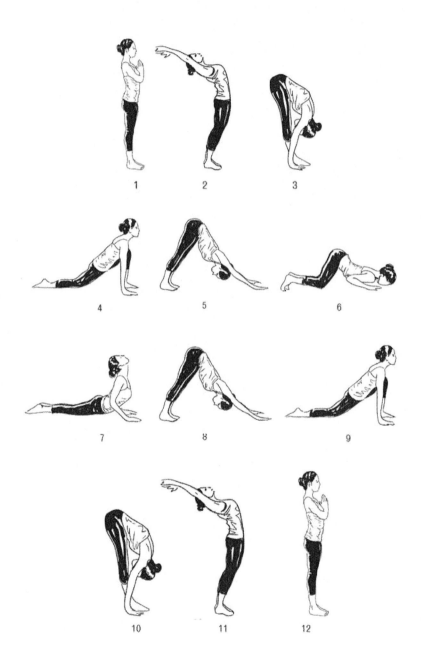

# Salutation à la lune

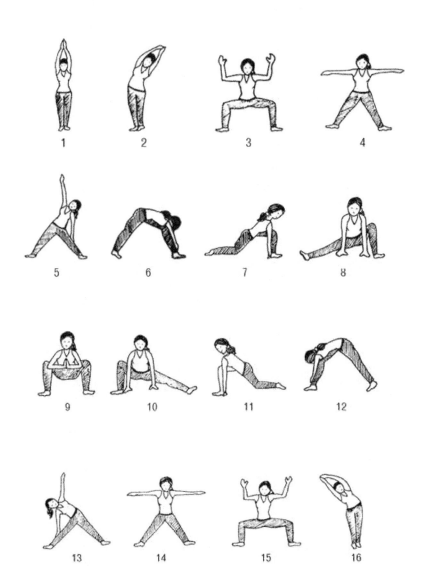

ILLUSTRATION : VANDANA NIHALANI

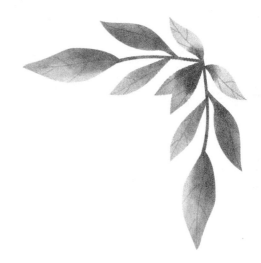

"

# Les grandes choses peuvent se manifester par de petits signes

"

Sigmund Freud

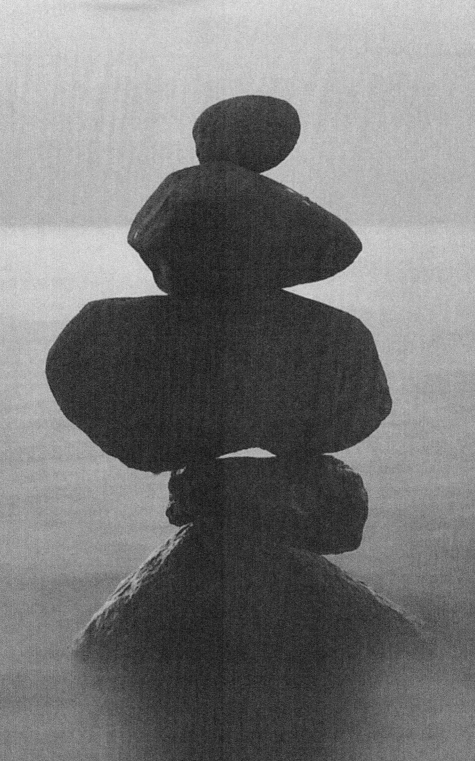

# Planning du mois de :

| L | M | M | J | V | S | D |
|---|---|---|---|---|---|---|
|   |   |   |   |   |   |   |
|   |   |   |   |   |   |   |
|   |   |   |   |   |   |   |
|   |   |   |   |   |   |   |
|   |   |   |   |   |   |   |

OBJECTIF DU MOIS

Notes

# Planning du mois de :

| L | M | M | J | V | S | D |
|---|---|---|---|---|---|---|
|   |   |   |   |   |   |   |
|   |   |   |   |   |   |   |
|   |   |   |   |   |   |   |
|   |   |   |   |   |   |   |
|   |   |   |   |   |   |   |

OBJECTIF DU MOIS

*Notes*

# Planning du mois de :

| L | M | M | J | V | S | D |
|---|---|---|---|---|---|---|

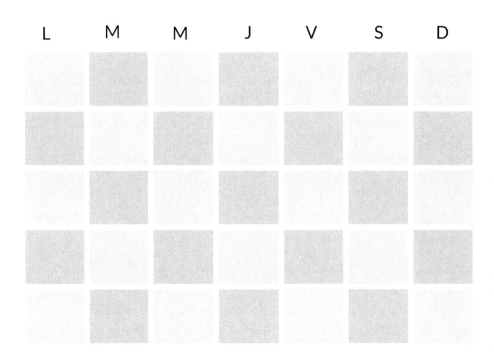

OBJECTIF DU MOIS

*Notes*

# Planning du mois de :

| L | M | M | J | V | S | D |
|---|---|---|---|---|---|---|
|   |   |   |   |   |   |   |
|   |   |   |   |   |   |   |
|   |   |   |   |   |   |   |
|   |   |   |   |   |   |   |
|   |   |   |   |   |   |   |

OBJECTIF DU MOIS

Notes

# Planning du mois de :

| L | M | M | J | V | S | D |
|---|---|---|---|---|---|---|
|   |   |   |   |   |   |   |
|   |   |   |   |   |   |   |
|   |   |   |   |   |   |   |
|   |   |   |   |   |   |   |
|   |   |   |   |   |   |   |

OBJECTIF DU MOIS

*Notes*

# Planning du mois de :

| L | M | M | J | V | S | D |
|---|---|---|---|---|---|---|
|   |   |   |   |   |   |   |
|   |   |   |   |   |   |   |
|   |   |   |   |   |   |   |
|   |   |   |   |   |   |   |
|   |   |   |   |   |   |   |

OBJECTIF DU MOIS

*Notes*

# Planning du mois de :

| L | M | M | J | V | S | D |
|---|---|---|---|---|---|---|
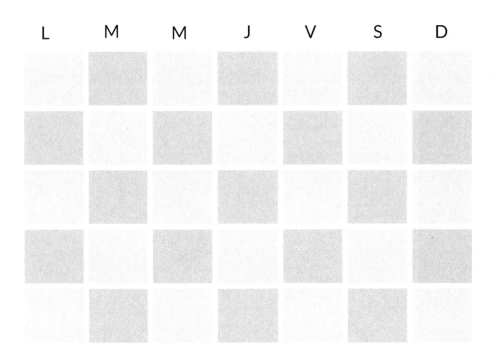

OBJECTIF DU MOIS

*Notes*

# Planning du mois de :

| L | M | M | J | V | S | D |
|---|---|---|---|---|---|---|
| | | | | | | |
| | | | | | | |
| | | | | | | |
| | | | | | | |
| | | | | | | |

OBJECTIF DU MOIS

Notes

# Planning du mois de :

| L | M | M | J | V | S | D |
|---|---|---|---|---|---|---|

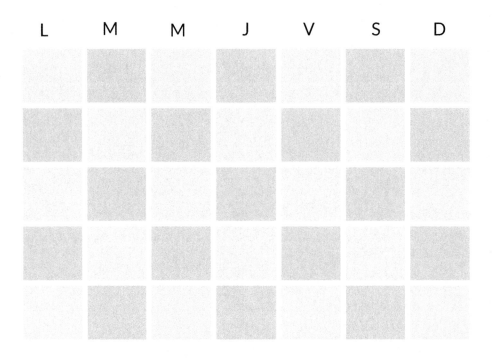

OBJECTIF DU MOIS

*Notes*

# Planning du mois de :

| L | M | M | J | V | S | D |
|---|---|---|---|---|---|---|
|   |   |   |   |   |   |   |
|   |   |   |   |   |   |   |
|   |   |   |   |   |   |   |
|   |   |   |   |   |   |   |
|   |   |   |   |   |   |   |

OBJECTIF DU MOIS

*Notes*

# Planning du mois de :

| L | M | M | J | V | S | D |
|---|---|---|---|---|---|---|
| | | | | | | |
| | | | | | | |
| | | | | | | |
| | | | | | | |
| | | | | | | |

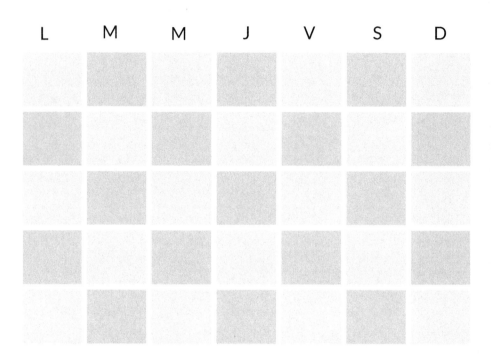

OBJECTIF DU MOIS

*Notes*

# Planning du mois de :

| L | M | M | J | V | S | D |
|---|---|---|---|---|---|---|
|   |   |   |   |   |   |   |
|   |   |   |   |   |   |   |
|   |   |   |   |   |   |   |
|   |   |   |   |   |   |   |
|   |   |   |   |   |   |   |

OBJECTIF DU MOIS

*Notes*

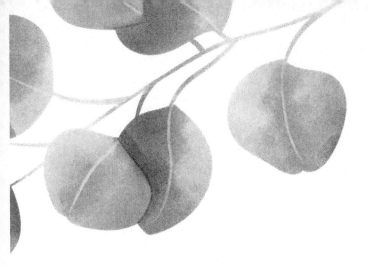

"

Avec nos pensées, nous
bâtissons notre monde."

Bouddha

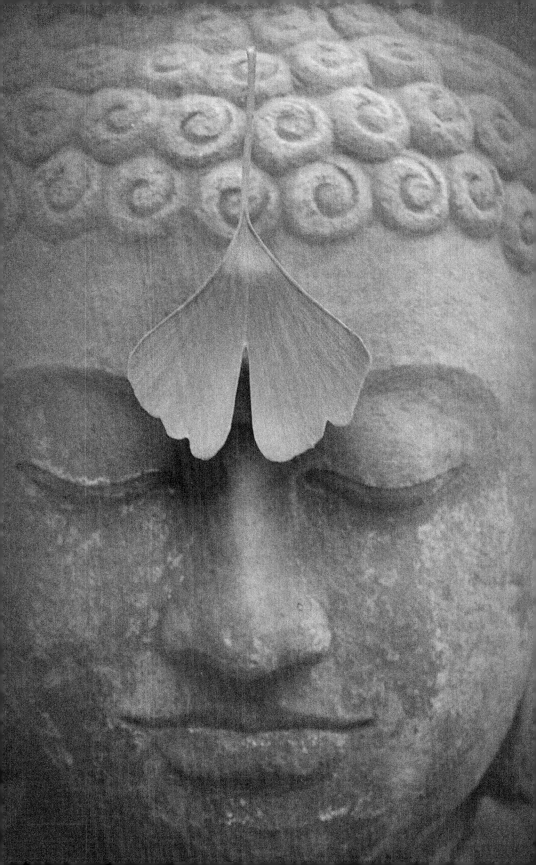

DATE      🕐      📍 LIEU

MON HUMEUR AVANT LA SÉANCE ☀️ ⛅ ☁️ ⛈️

L'INTENTION DE LA SÉANCE

_____
_____
_____
_____
_____
_____

LA PRATIQUE (POSTURES, ENCHAÎNEMENT DE POSTURES, RESPIRATIONS, MANTRAS, MUDRAS, ...)

_____
_____
_____
_____
_____
_____

LA RELAXATION & MÉDITATION

_____
_____
_____
_____
_____
_____

## OBSERVATIONS APRES LA SÉANCE

_____
_____
_____
_____
_____
_____

## MES NOTES

_____
_____
_____
_____
_____
_____
_____
_____
_____
_____
_____
_____
_____
_____
_____
_____
_____
_____

DATE ◷ ⚲ LIEU

MON HUMEUR AVANT LA SÉANCE

L'INTENTION DE LA SÉANCE

_____
_____
_____
_____
_____
_____

LA PRATIQUE (POSTURES, ENCHAÎNEMENT DE POSTURES, RESPIRATIONS, MANTRAS, MUDRAS, ...)

_____
_____
_____
_____
_____
_____

LA RELAXATION & MÉDITATION

_____
_____
_____
_____
_____
_____

## OBSERVATIONS APRES LA SÉANCE

_____
_____
_____
_____
_____
_____

## MES NOTES

_____
_____
_____
_____
_____
_____
_____
_____
_____
_____
_____
_____
_____
_____
_____
_____
_____

DATE       🕐       📍 LIEU

MON HUMEUR AVANT LA SÉANCE

L'INTENTION DE LA SÉANCE

_____
_____
_____
_____
_____
_____

LA PRATIQUE (POSTURES, ENCHAÎNEMENT DE POSTURES, RESPIRATIONS, MANTRAS, MUDRAS, …)

_____
_____
_____
_____
_____
_____

LA RELAXATION & MÉDITATION

_____
_____
_____
_____
_____
_____

## OBSERVATIONS APRES LA SÉANCE

_____
_____
_____
_____
_____
_____

## MES NOTES

_____
_____
_____
_____
_____
_____
_____
_____
_____
_____
_____
_____
_____
_____
_____
_____
_____
_____

DATE　　　　　🕐　　　　📍 LIEU

MON HUMEUR AVANT LA SÉANCE

L'INTENTION DE LA SÉANCE

_____
_____
_____
_____
_____
_____

LA PRATIQUE (POSTURES, ENCHAÎNEMENT DE POSTURES, RESPIRATIONS, MANTRAS, MUDRAS, …)

_____
_____
_____
_____
_____
_____

LA RELAXATION & MÉDITATION

_____
_____
_____
_____
_____
_____

OBSERVATIONS APRES LA SÉANCE

MES NOTES

| DATE | 🕐 | 📍 LIEU |
|------|-----|---------|

MON HUMEUR AVANT LA SÉANCE

L'INTENTION DE LA SÉANCE

_____
_____
_____
_____
_____
_____

LA PRATIQUE (POSTURES, ENCHAÎNEMENT DE POSTURES, RESPIRATIONS, MANTRAS, MUDRAS, ...)

_____
_____
_____
_____
_____
_____

LA RELAXATION & MÉDITATION

_____
_____
_____
_____
_____
_____

## OBSERVATIONS APRES LA SÉANCE

_____
_____
_____
_____
_____
_____

## MES NOTES

_____
_____
_____
_____
_____
_____
_____
_____
_____
_____
_____
_____
_____
_____
_____
_____
_____

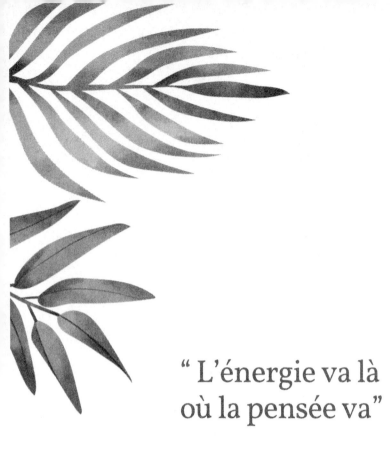

" L'énergie va là
où la pensée va"

Steeve Lambert

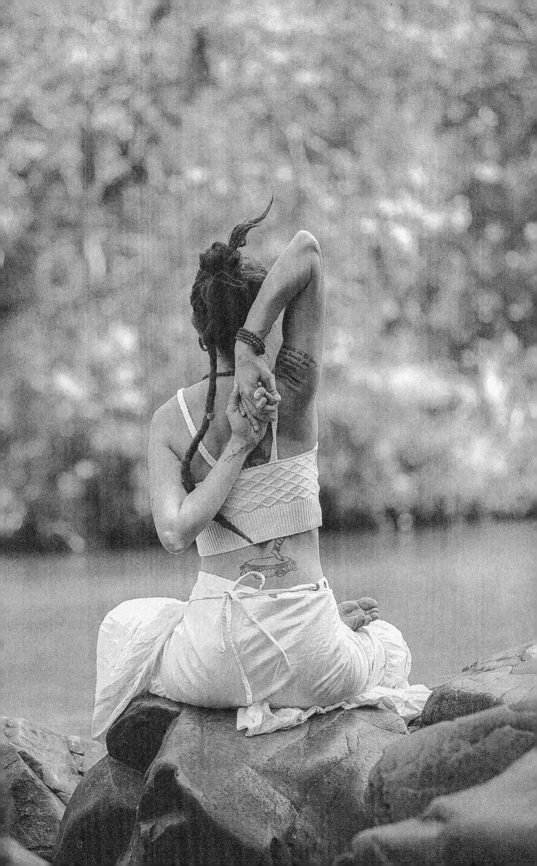

DATE            🕐            📍 LIEU

MON HUMEUR AVANT LA SÉANCE

L'INTENTION DE LA SÉANCE

_____
_____
_____
_____
_____
_____

LA PRATIQUE (POSTURES, ENCHAÎNEMENT DE POSTURES, RESPIRATIONS, MANTRAS, MUDRAS, ...)

_____
_____
_____
_____
_____
_____

LA RELAXATION & MÉDITATION

_____
_____
_____
_____
_____
_____

## OBSERVATIONS APRES LA SÉANCE

---

---

---

---

---

---

## MES NOTES

---

---

---

---

---

---

---

---

---

---

---

---

---

---

---

---

---

---

DATE       🕐       📍 LIEU

MON HUMEUR AVANT LA SÉANCE     ☀️ ⛅ ☁️ ⛈️

L'INTENTION DE LA SÉANCE

_____

_____

_____

_____

_____

_____

LA PRATIQUE (POSTURES, ENCHAÎNEMENT DE POSTURES, RESPIRATIONS, MANTRAS, MUDRAS, …)

_____

_____

_____

_____

_____

_____

LA RELAXATION & MÉDITATION

_____

_____

_____

_____

_____

_____

## OBSERVATIONS APRES LA SÉANCE

_____

_____

_____

_____

_____

_____

## MES NOTES

_____

_____

_____

_____

_____

_____

_____

_____

_____

_____

_____

_____

_____

_____

_____

_____

_____

DATE 🕐 📍 LIEU

MON HUMEUR AVANT LA SÉANCE

L'INTENTION DE LA SÉANCE

_____
_____
_____
_____
_____
_____

LA PRATIQUE (POSTURES, ENCHAÎNEMENT DE POSTURES, RESPIRATIONS, MANTRAS, MUDRAS, ...)

_____
_____
_____
_____
_____
_____

LA RELAXATION & MÉDITATION

_____
_____
_____
_____
_____
_____

## OBSERVATIONS APRES LA SÉANCE

_____

_____

_____

_____

_____

_____

## MES NOTES

_____

_____

_____

_____

_____

_____

_____

_____

_____

_____

_____

_____

_____

_____

_____

_____

| DATE | 🕐 | 📍 LIEU |
| --- | --- | --- |

MON HUMEUR AVANT LA SÉANCE

L'INTENTION DE LA SÉANCE

LA PRATIQUE (POSTURES, ENCHAÎNEMENT DE POSTURES, RESPIRATIONS, MANTRAS, MUDRAS, …)

LA RELAXATION & MÉDITATION

## OBSERVATIONS APRES LA SÉANCE

_____
_____
_____
_____
_____
_____

## MES NOTES

_____
_____
_____
_____
_____
_____
_____
_____
_____
_____
_____
_____
_____
_____
_____
_____
_____
_____

DATE     🕐     📍 LIEU

MON HUMEUR AVANT LA SÉANCE

L'INTENTION DE LA SÉANCE

_____
_____
_____
_____
_____
_____

LA PRATIQUE (POSTURES, ENCHAÎNEMENT DE POSTURES, RESPIRATIONS, MANTRAS, MUDRAS, ...)

_____
_____
_____
_____
_____
_____

LA RELAXATION & MÉDITATION

_____
_____
_____
_____
_____

## OBSERVATIONS APRES LA SÉANCE

---
---
---
---
---
---

## MES NOTES

---
---
---
---
---
---
---
---
---
---
---
---
---
---
---
---
---
---
---

"

Le silence est un ami qui ne trahit jamais
"

Confucius

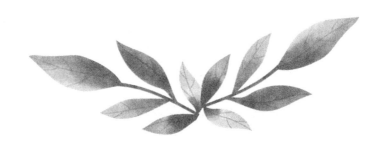

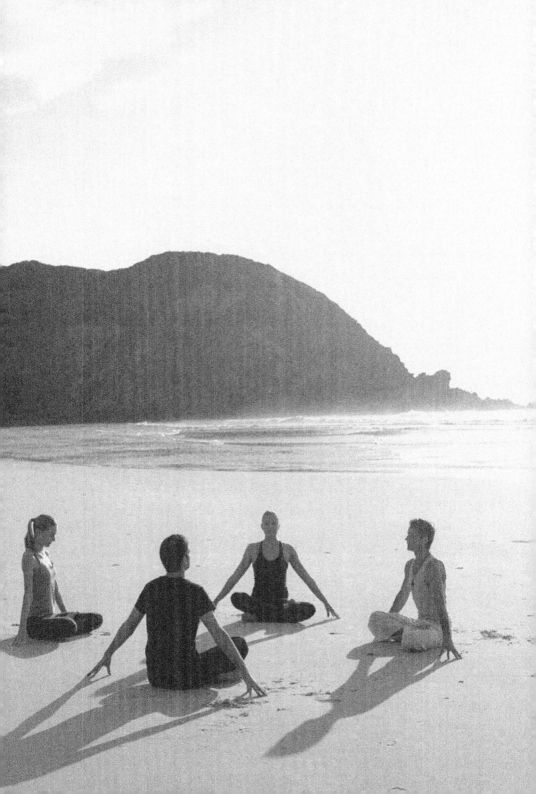

DATE      🕐      📍 LIEU

MON HUMEUR AVANT LA SÉANCE

L'INTENTION DE LA SÉANCE

_____
_____
_____
_____
_____
_____

LA PRATIQUE (POSTURES, ENCHAÎNEMENT DE POSTURES, RESPIRATIONS, MANTRAS, MUDRAS, …)

_____
_____
_____
_____
_____
_____

LA RELAXATION & MÉDITATION

_____
_____
_____
_____
_____
_____

## OBSERVATIONS APRES LA SÉANCE

_____
_____
_____
_____
_____
_____

## MES NOTES

_____
_____
_____
_____
_____
_____
_____
_____
_____
_____
_____
_____
_____
_____
_____
_____

DATE       🕐       📍 LIEU

MON HUMEUR AVANT LA SÉANCE

L'INTENTION DE LA SÉANCE

_____
_____
_____
_____
_____
_____

LA PRATIQUE (POSTURES, ENCHAÎNEMENT DE POSTURES, RESPIRATIONS, MANTRAS, MUDRAS, …)

_____
_____
_____
_____
_____
_____

LA RELAXATION & MÉDITATION

_____
_____
_____
_____
_____
_____

## OBSERVATIONS APRES LA SÉANCE

_____

_____

_____

_____

_____

_____

## MES NOTES

_____

_____

_____

_____

_____

_____

_____

_____

_____

_____

_____

_____

_____

_____

_____

_____

DATE     🕐     📍 LIEU

MON HUMEUR AVANT LA SÉANCE ☀️ ⛅ ☁️ ⛈️

L'INTENTION DE LA SÉANCE

_____
_____
_____
_____
_____
_____

LA PRATIQUE (POSTURES, ENCHAÎNEMENT DE POSTURES, RESPIRATIONS, MANTRAS, MUDRAS, ...)

_____
_____
_____
_____
_____
_____

LA RELAXATION & MÉDITATION

_____
_____
_____
_____
_____
_____

OBSERVATIONS APRES LA SÉANCE

MES NOTES

DATE        🕐       📍 LIEU

MON HUMEUR AVANT LA SÉANCE

L'INTENTION DE LA SÉANCE

_____
_____
_____
_____
_____
_____

LA PRATIQUE (POSTURES, ENCHAÎNEMENT DE POSTURES, RESPIRATIONS, MANTRAS, MUDRAS, …)

_____
_____
_____
_____
_____
_____

LA RELAXATION & MÉDITATION

_____
_____
_____
_____
_____
_____

## OBSERVATIONS APRES LA SÉANCE

## MES NOTES

DATE       🕐       📍 LIEU

MON HUMEUR AVANT LA SÉANCE      ☀️ ⛅ ☁️ ⛈️

L'INTENTION DE LA SÉANCE

_____
_____
_____
_____
_____
_____

LA PRATIQUE (POSTURES, ENCHAÎNEMENT DE POSTURES, RESPIRATIONS, MANTRAS, MUDRAS, …)

_____
_____
_____
_____
_____
_____

LA RELAXATION & MÉDITATION

_____
_____
_____
_____
_____
_____

## OBSERVATIONS APRES LA SÉANCE

## MES NOTES

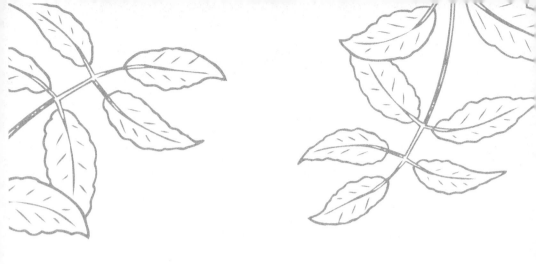

"

Pratiquez
et le reste viendra "

Sri K Pattabhi Jois

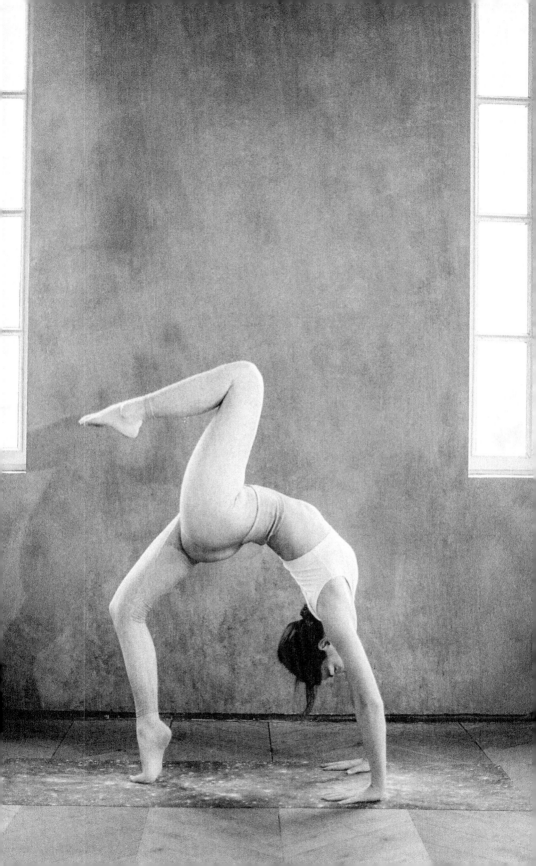

DATE · 🕐 📍 LIEU

MON HUMEUR AVANT LA SÉANCE ☀️ ⛅ ☁️ ⛈️

L'INTENTION DE LA SÉANCE

_____
_____
_____
_____
_____
_____

LA PRATIQUE (POSTURES, ENCHAÎNEMENT DE POSTURES, RESPIRATIONS, MANTRAS, MUDRAS, ...)

_____
_____
_____
_____
_____
_____

LA RELAXATION & MÉDITATION

_____
_____
_____
_____
_____
_____

## OBSERVATIONS APRES LA SÉANCE

_____
_____
_____
_____
_____
_____

## MES NOTES

_____
_____
_____
_____
_____
_____
_____
_____
_____
_____
_____
_____
_____
_____
_____
_____
_____

DATE      🕐      📍 LIEU

MON HUMEUR AVANT LA SÉANCE

L'INTENTION DE LA SÉANCE

_____

_____

_____

_____

_____

_____

LA PRATIQUE (POSTURES, ENCHAÎNEMENT DE POSTURES, RESPIRATIONS, MANTRAS, MUDRAS, ...)

_____

_____

_____

_____

_____

_____

LA RELAXATION & MÉDITATION

_____

_____

_____

_____

_____

## OBSERVATIONS APRES LA SÉANCE

_____
_____
_____
_____
_____
_____

## MES NOTES

_____
_____
_____
_____
_____
_____
_____
_____
_____
_____
_____
_____
_____
_____
_____
_____
_____
_____

DATE       🕐       📍 LIEU

MON HUMEUR AVANT LA SÉANCE

L'INTENTION DE LA SÉANCE

_____
_____
_____
_____
_____
_____

LA PRATIQUE (POSTURES, ENCHAÎNEMENT DE POSTURES, RESPIRATIONS, MANTRAS, MUDRAS, ...)

_____
_____
_____
_____
_____
_____

LA RELAXATION & MÉDITATION

_____
_____
_____
_____
_____
_____

## OBSERVATIONS APRES LA SÉANCE

_____
_____
_____
_____
_____
_____

## MES NOTES

_____
_____
_____
_____
_____
_____
_____
_____
_____
_____
_____
_____
_____
_____
_____
_____
_____
_____

DATE　　　　　🕐　　　　📍 LIEU

MON HUMEUR AVANT LA SÉANCE　　　☀️ ⛅ ☁️ ⛈️

L'INTENTION DE LA SÉANCE

_____
_____
_____
_____
_____
_____

LA PRATIQUE (POSTURES, ENCHAÎNEMENT DE POSTURES, RESPIRATIONS, MANTRAS, MUDRAS, ...)

_____
_____
_____
_____
_____
_____

LA RELAXATION & MÉDITATION

_____
_____
_____
_____
_____
_____

OBSERVATIONS APRES LA SÉANCE

_____
_____
_____
_____
_____
_____

MES NOTES

_____
_____
_____
_____
_____
_____
_____
_____
_____
_____
_____
_____
_____
_____
_____
_____
_____

DATE  🕐  📍 LIEU

MON HUMEUR AVANT LA SÉANCE

L'INTENTION DE LA SÉANCE

_____
_____
_____
_____
_____
_____

LA PRATIQUE (POSTURES, ENCHAÎNEMENT DE POSTURES, RESPIRATIONS, MANTRAS, MUDRAS, ...)

_____
_____
_____
_____
_____
_____

LA RELAXATION & MÉDITATION

_____
_____
_____
_____
_____
_____

## OBSERVATIONS APRES LA SÉANCE

_____
_____
_____
_____
_____
_____

## MES NOTES

_____
_____
_____
_____
_____
_____
_____
_____
_____
_____
_____
_____
_____
_____
_____
_____
_____
_____

" Nous ne vieillissons pas d'une année sur l'autre, nous nous renouvelons chaque jour "

Emily Dickinson

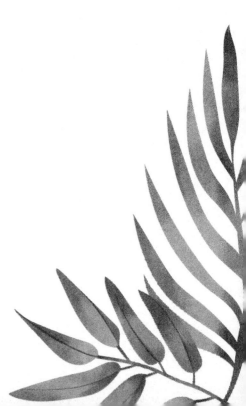

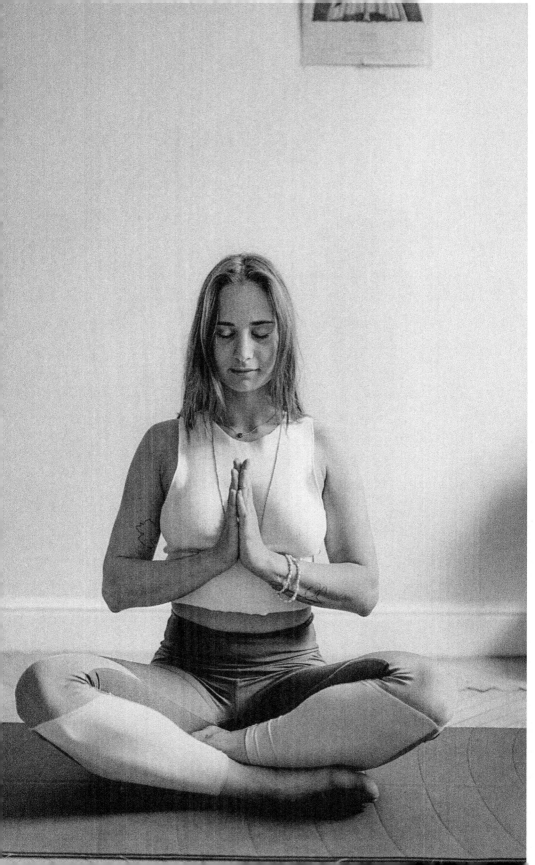

DATE        🕐        📍 LIEU

MON HUMEUR AVANT LA SÉANCE

L'INTENTION DE LA SÉANCE

_____
_____
_____
_____
_____
_____

LA PRATIQUE (POSTURES, ENCHAÎNEMENT DE POSTURES, RESPIRATIONS, MANTRAS, MUDRAS, …)

_____
_____
_____
_____
_____
_____

LA RELAXATION & MÉDITATION

_____
_____
_____
_____
_____
_____

## OBSERVATIONS APRES LA SÉANCE

_____
_____
_____
_____
_____
_____

## MES NOTES

_____
_____
_____
_____
_____
_____
_____
_____
_____
_____
_____
_____
_____
_____
_____
_____
_____
_____

| DATE | 🕐 | 📍 LIEU |
| --- | --- | --- |

MON HUMEUR AVANT LA SÉANCE

L'INTENTION DE LA SÉANCE

_____
_____
_____
_____
_____
_____

LA PRATIQUE (POSTURES, ENCHAÎNEMENT DE POSTURES, RESPIRATIONS, MANTRAS, MUDRAS, ...)

_____
_____
_____
_____
_____
_____

LA RELAXATION & MÉDITATION

_____
_____
_____
_____
_____
_____

## OBSERVATIONS APRES LA SÉANCE

## MES NOTES

DATE                    🕐                    📍 LIEU

MON HUMEUR AVANT LA SÉANCE          ☀️ ⛅ ☁️ ⛈️

L'INTENTION DE LA SÉANCE

_____
_____
_____
_____
_____
_____

LA PRATIQUE (POSTURES, ENCHAÎNEMENT DE POSTURES, RESPIRATIONS, MANTRAS, MUDRAS, …)

_____
_____
_____
_____
_____
_____

LA RELAXATION & MÉDITATION

_____
_____
_____
_____
_____
_____

OBSERVATIONS APRES LA SÉANCE

MES NOTES

DATE                🕐                📍 LIEU

MON HUMEUR AVANT LA SÉANCE        ☀️ ⛅ ☁️ ⛈️

L'INTENTION DE LA SÉANCE

_____
_____
_____
_____
_____
_____

LA PRATIQUE (POSTURES, ENCHAÎNEMENT DE POSTURES, RESPIRATIONS, MANTRAS, MUDRAS, ...)

_____
_____
_____
_____
_____
_____

LA RELAXATION & MÉDITATION

_____
_____
_____
_____
_____
_____

OBSERVATIONS APRES LA SÉANCE

MES NOTES

DATE        🕐        📍 LIEU

MON HUMEUR AVANT LA SÉANCE

L'INTENTION DE LA SÉANCE

_____
_____
_____
_____
_____
_____

LA PRATIQUE (POSTURES, ENCHAÎNEMENT DE POSTURES, RESPIRATIONS, MANTRAS, MUDRAS, ...)

_____
_____
_____
_____
_____
_____

LA RELAXATION & MÉDITATION

_____
_____
_____
_____
_____
_____

## OBSERVATIONS APRES LA SÉANCE

---
---
---
---
---
---

## MES NOTES

---
---
---
---
---
---
---
---
---
---
---
---
---
---
---
---
---
---
---

"
Si tu ne trouves pas le calme
ici et maintenant, où le
trouveras-tu ?
quand le trouveras-tu ?
"

Maître Dôgen

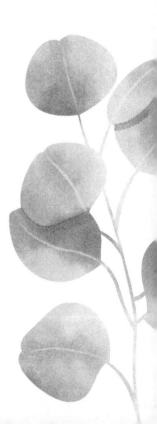

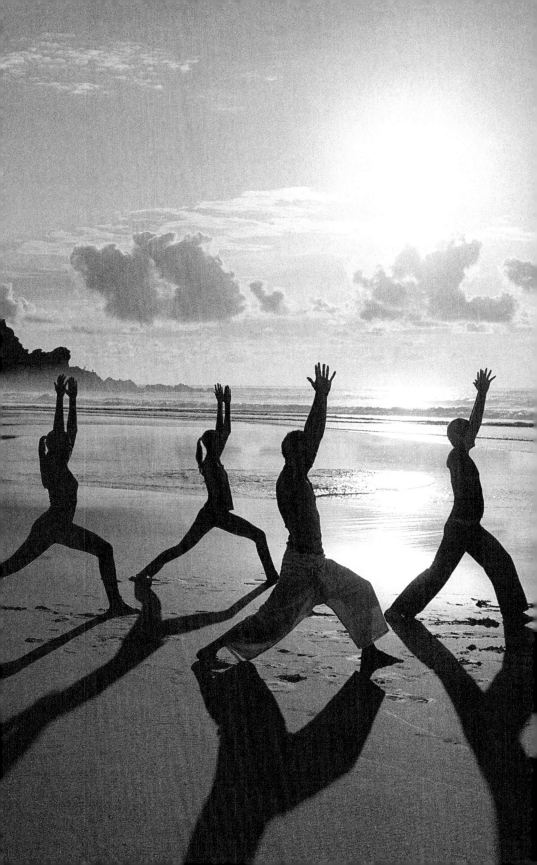

DATE      🕐      📍 LIEU

MON HUMEUR AVANT LA SÉANCE

L'INTENTION DE LA SÉANCE

_____
_____
_____
_____
_____
_____

LA PRATIQUE (POSTURES, ENCHAÎNEMENT DE POSTURES, RESPIRATIONS, MANTRAS, MUDRAS, …)

_____
_____
_____
_____
_____
_____

LA RELAXATION & MÉDITATION

_____
_____
_____
_____
_____
_____

OBSERVATIONS APRES LA SÉANCE

MES NOTES

DATE     🕐     📍 LIEU

MON HUMEUR AVANT LA SÉANCE

L'INTENTION DE LA SÉANCE

_____
_____
_____
_____
_____
_____

LA PRATIQUE (POSTURES, ENCHAÎNEMENT DE POSTURES, RESPIRATIONS,
MANTRAS, MUDRAS, ...)

_____
_____
_____
_____
_____
_____

LA RELAXATION & MÉDITATION

_____
_____
_____
_____
_____
_____

## OBSERVATIONS APRES LA SÉANCE

---

---

---

---

---

---

## MES NOTES

---

---

---

---

---

---

---

---

---

---

---

---

---

---

---

---

---

DATE        🕐        📍 LIEU

MON HUMEUR AVANT LA SÉANCE

L'INTENTION DE LA SÉANCE

_____
_____
_____
_____
_____
_____

LA PRATIQUE (POSTURES, ENCHAÎNEMENT DE POSTURES, RESPIRATIONS, MANTRAS, MUDRAS, …)

_____
_____
_____
_____
_____
_____

LA RELAXATION & MÉDITATION

_____
_____
_____
_____
_____
_____

## OBSERVATIONS APRES LA SÉANCE

_____
_____
_____
_____
_____
_____

## MES NOTES

_____
_____
_____
_____
_____
_____
_____
_____
_____
_____
_____
_____
_____
_____
_____
_____
_____
_____

DATE       🕐       📍 LIEU

MON HUMEUR AVANT LA SÉANCE

L'INTENTION DE LA SÉANCE

_____

_____

_____

_____

_____

_____

LA PRATIQUE (POSTURES, ENCHAÎNEMENT DE POSTURES, RESPIRATIONS, MANTRAS, MUDRAS, …)

_____

_____

_____

_____

_____

_____

LA RELAXATION & MÉDITATION

_____

_____

_____

_____

_____

_____

OBSERVATIONS APRES LA SÉANCE

_____
_____
_____
_____
_____
_____

MES NOTES

_____
_____
_____
_____
_____
_____
_____
_____
_____
_____
_____
_____
_____
_____
_____
_____
_____

DATE     🕐     📍 LIEU

MON HUMEUR AVANT LA SÉANCE     ☀️ ⛅ ☁️ ⛈️

L'INTENTION DE LA SÉANCE

_____
_____
_____
_____
_____
_____

LA PRATIQUE (POSTURES, ENCHAÎNEMENT DE POSTURES, RESPIRATIONS, MANTRAS, MUDRAS, …)

_____
_____
_____
_____
_____
_____

LA RELAXATION & MÉDITATION

_____
_____
_____
_____
_____
_____

## OBSERVATIONS APRES LA SÉANCE

---

---

---

---

---

---

## MES NOTES

---

---

---

---

---

---

---

---

---

---

---

---

---

---

---

---

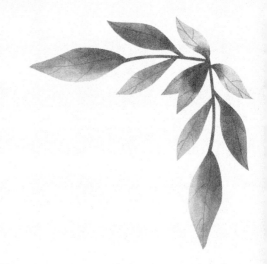

"

Chaque occasion est la
meilleure des occasions

"

Koan Zen

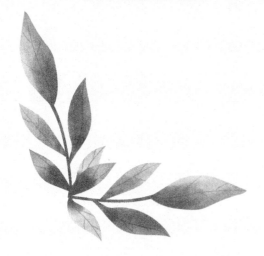

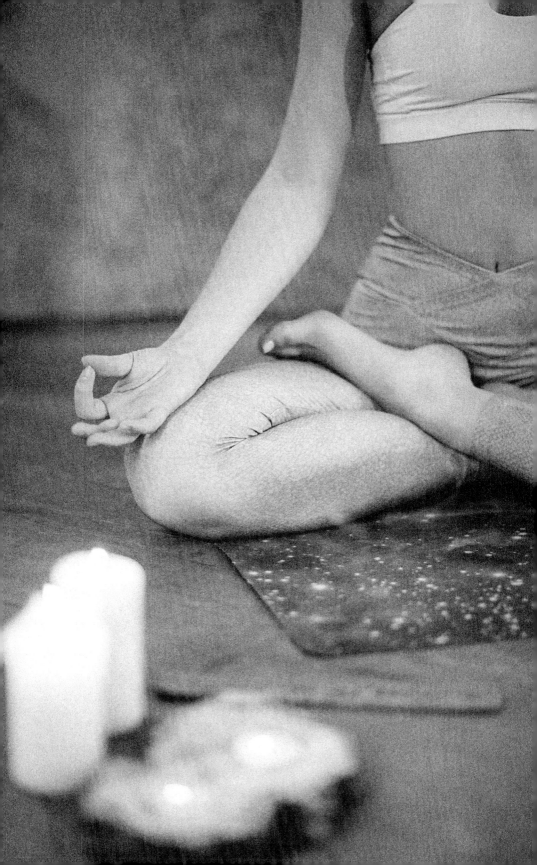

DATE ⏰ 📍 LIEU

MON HUMEUR AVANT LA SÉANCE

L'INTENTION DE LA SÉANCE

_____
_____
_____
_____
_____
_____

LA PRATIQUE (POSTURES, ENCHAÎNEMENT DE POSTURES, RESPIRATIONS, MANTRAS, MUDRAS, ...)

_____
_____
_____
_____
_____
_____

LA RELAXATION & MÉDITATION

_____
_____
_____
_____
_____
_____

## OBSERVATIONS APRES LA SÉANCE

_____
_____
_____
_____
_____
_____

## MES NOTES

_____
_____
_____
_____
_____
_____
_____
_____
_____
_____
_____
_____
_____
_____
_____
_____
_____
_____

DATE     🕐       📍 LIEU

MON HUMEUR AVANT LA SÉANCE     ☀️ ⛅ ☁️ ⛈️

L'INTENTION DE LA SÉANCE

_____
_____
_____
_____
_____
_____

LA PRATIQUE (POSTURES, ENCHAÎNEMENT DE POSTURES, RESPIRATIONS, MANTRAS, MUDRAS, …)

_____
_____
_____
_____
_____
_____

LA RELAXATION & MÉDITATION

_____
_____
_____
_____
_____
_____

## OBSERVATIONS APRES LA SÉANCE

_____
_____
_____
_____
_____
_____

## MES NOTES

_____
_____
_____
_____
_____
_____
_____
_____
_____
_____
_____
_____
_____
_____
_____
_____
_____
_____
_____

DATE ·     🕐     📍 LIEU

MON HUMEUR AVANT LA SÉANCE

L'INTENTION DE LA SÉANCE

_____
_____
_____
_____
_____
_____

LA PRATIQUE (POSTURES, ENCHAÎNEMENT DE POSTURES, RESPIRATIONS, MANTRAS, MUDRAS, ...)

_____
_____
_____
_____
_____
_____

LA RELAXATION & MÉDITATION

_____
_____
_____
_____
_____
_____

OBSERVATIONS APRES LA SÉANCE

MES NOTES

DATE 🕐 📍 LIEU

MON HUMEUR AVANT LA SÉANCE ☀️ ⛅ ☁️ ⛈️

## L'INTENTION DE LA SÉANCE

_____
_____
_____
_____
_____
_____

## LA PRATIQUE (POSTURES, ENCHAÎNEMENT DE POSTURES, RESPIRATIONS, MANTRAS, MUDRAS, ...)

_____
_____
_____
_____
_____
_____

## LA RELAXATION & MÉDITATION

_____
_____
_____
_____
_____
_____

OBSERVATIONS APRES LA SÉANCE

MES NOTES

DATE       🕐       📍 LIEU

MON HUMEUR AVANT LA SÉANCE

L'INTENTION DE LA SÉANCE

_____
_____
_____
_____
_____
_____

LA PRATIQUE (POSTURES, ENCHAÎNEMENT DE POSTURES, RESPIRATIONS, MANTRAS, MUDRAS, …)

_____
_____
_____
_____
_____
_____

LA RELAXATION & MÉDITATION

_____
_____
_____
_____
_____
_____

MES NOTES

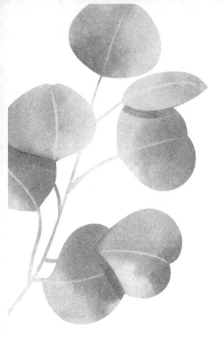

Écouter la forêt qui pousse
plutôt que l'arbre qui tombe

"

Friedrich Hegel

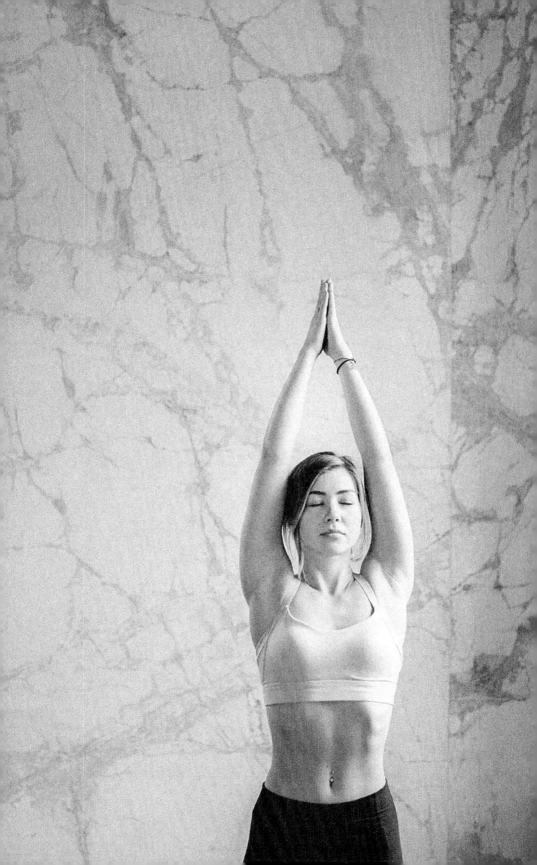

Printed in Great Britain
by Amazon

74590587R00079